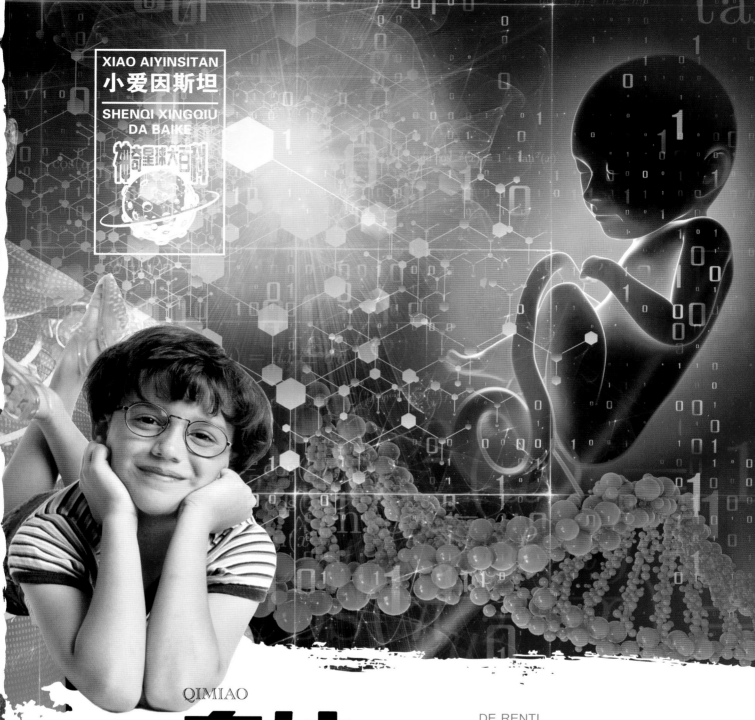

XIAO AIYINSITAN
小爱因斯坦
SHENQI XINGQIU
DA BAIKE
神奇星球大百科

QIMIAO

DE RENTI

奇妙的人体

———— （英）North Parade 出版社◎编著 　　吕英莉◎译

云南出版集团 晨光出版社

目录

人类是地球上拥有最多面部肌肉的动物！

身体就像机器——由不同大小、不同形状的器官（如心脏和肺）有组织地协力合作。其中每一个器官都有特定的功能，不同器官形成不同的系统，来促成身体的日常活动，例如呼吸和消化。器官由组织构成，而组织又由拥有相似功能的细胞构成。

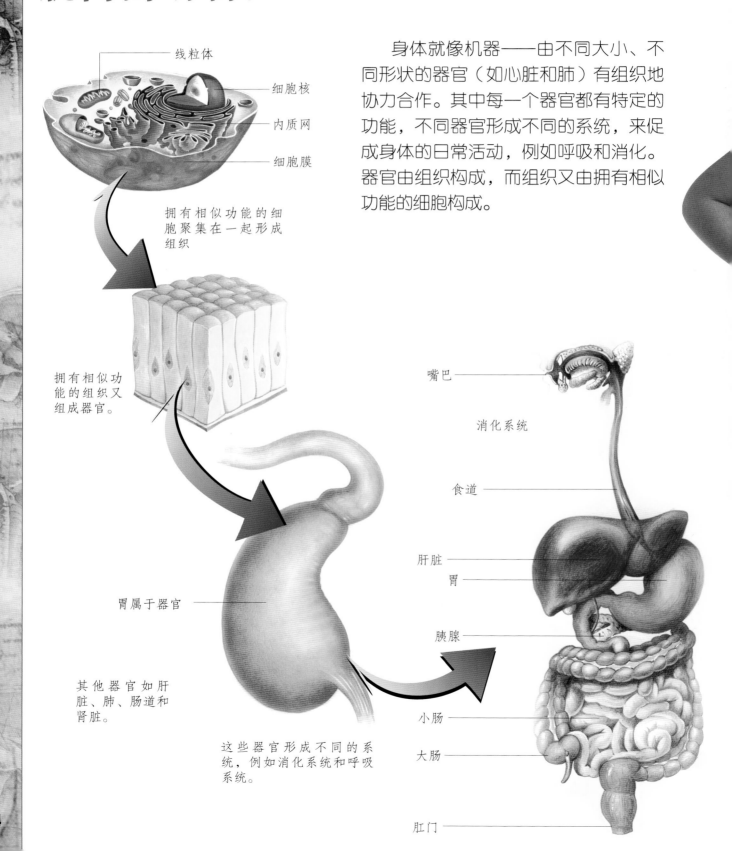

线粒体

细胞核

内质网

细胞膜

拥有相似功能的细胞聚集在一起形成组织

拥有相似功能的组织又组成器官。

胃属于器官

其他器官如肝脏、肺、肠道和肾脏。

这些器官形成不同的系统，例如消化系统和呼吸系统。

嘴巴

消化系统

食道

肝脏

胃

胰腺

小肠

大肠

肛门

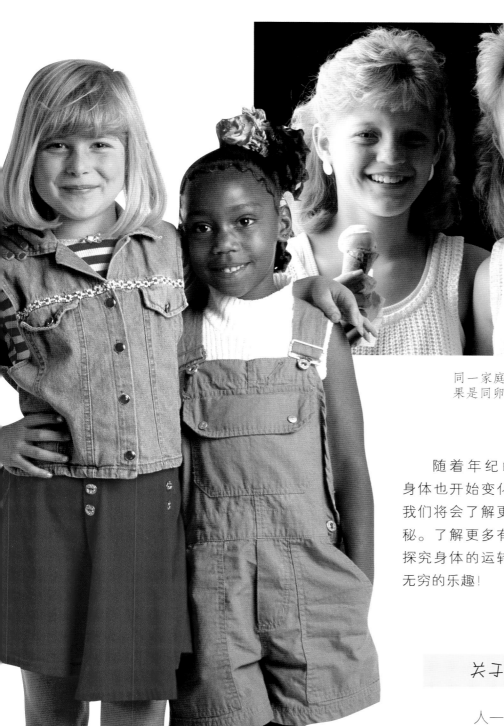

同一家庭的成员长相已经很相似，如果是同卵双胞胎我们就更难分辨。

随着年纪的增长，我们的身体也开始变化。接下来的章节我们将会了解更多有关身体的奥秘。了解更多有关身体的奥秘，探究身体的运转原理会给你带来无穷的乐趣！

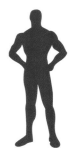

关于身体的小知识

人一生步行的距离能绕地球赤道5圈。

每分钟，人体内有3亿个细胞死亡。

普通人一生可产生2.85万升的唾液，足够填满两个游泳池。

脸部由53块肌肉组成。

牙科手术恐怖症是对牙齿的恐惧。

尽管所有人身体内的构造相似，但我们依然有很多不同的地方，例如身高、形态和肤色。

细胞是身体里最小的有生命的部分

细胞是构成身体的基本单位，以最小的生理结构实现极复杂的生理过程，如呼吸和消化。人体内约有100万亿个细胞！但是细胞太小，只有通过显微镜才能看得见。细胞可能因功能不同在大小、形态和构成方面都有所不同。细胞可以分裂和繁殖，这正是我们成长的原因。

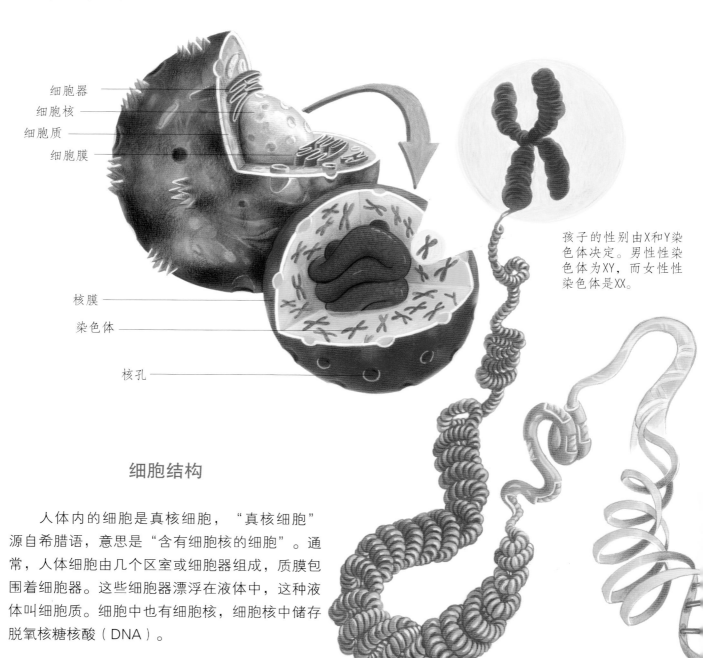

细胞器 ——

细胞核 ——

细胞质 ——

细胞膜 ——

核膜 ——

染色体 ——

核孔 ——

孩子的性别由X和Y染色体决定。男性性染色体为XY，而女性性染色体是XX。

细胞结构

人体内的细胞是真核细胞，"真核细胞"源自希腊语，意思是"含有细胞核的细胞"。通常，人体细胞由几个区室或细胞器组成，质膜包围着细胞器。这些细胞器漂浮在液体中，这种液体叫细胞质。细胞中也有细胞核，细胞核中储存脱氧核糖核酸（DNA）。

近视是遗传的吗?

研究表明近视绝大部分是由于遗传，也就是说，近视是由父母通过基因传给了子女。尽管遗传并不是导致近视的唯一因素，但常见的视力问题被认为是由父母那里遗传而来。

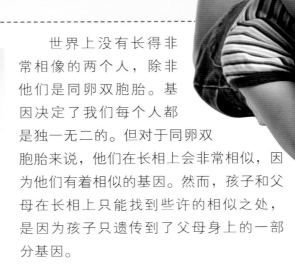

世界上没有长得非常相像的两个人，除非他们是同卵双胞胎。基因决定了我们每个人都是独一无二的。但对于同卵双胞胎来说，他们在长相上会非常相似，因为他们有着相似的基因。然而，孩子和父母在长相上只能找到些许的相似之处，是因为孩子只遗传到了父母身上的一部分基因。

染色体和DNA

细胞核内线圈状的物质就是染色体，人体内有46条染色体，其中一半来自母亲，另一半来自父亲。染色体总是成对存在，由化学物质DNA（脱氧核糖核酸）构成，其形状像螺旋状的梯子。DNA像指纹一样因人而异，DNA的片段是基因，储存着人的特点或特征信息。

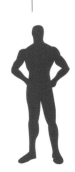

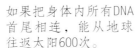

如果把身体内所有DNA首尾相连，能从地球往返太阳600次。

关于细胞的小知识

如果把身体内的所有细胞串联起来，将长达1000千米（650英里）——相当于从巴黎到罗马的距离！

人类有3万个基因。

随着年纪的增长，大脑的质量每年减少将近1克，因为神经细胞死亡后不可再生。

当你读这句话时，你身体内有5万个细胞正在死亡和再生。

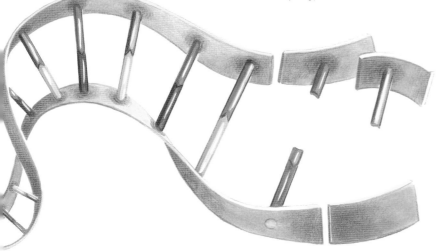

细胞

皮肤是人体最大的器官

皮肤是一层可以保护内脏器官避免受到感染和光照伤害的防水保护层。它对触碰、高温和疼痛很敏感，并且能帮助控制体温。皮肤含有附属器官，它们嵌在皮肤里，包括毛发、指（趾）甲和腺体。腺体可以产生和分泌其他身体部位所需的物质。汗腺将汗水通过皮肤小孔带到皮肤表面排出体外，这个小孔便是汗孔。

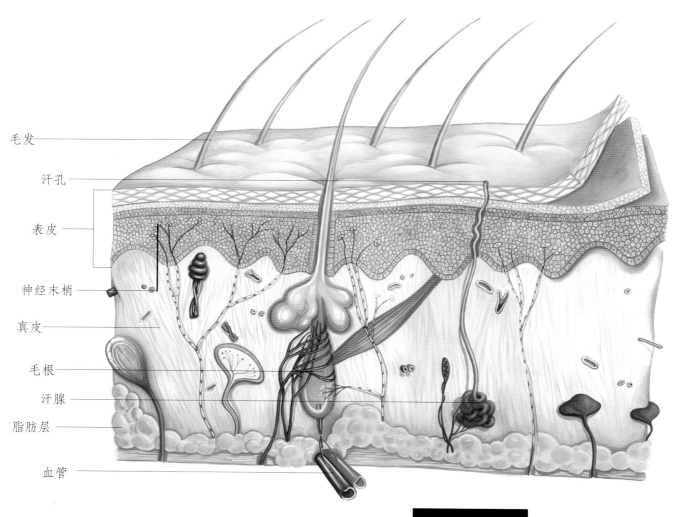

毛发

汗孔

表皮

神经末梢

真皮

毛根

汗腺

脂肪层

血管

皮肤结构

皮肤由两层组织构成，外层是表皮，里层是真皮。一层叫作角质层的坚韧厚实的纤维蛋白质覆盖在表皮上。真皮中含有毛细血管、汗腺、神经末梢和细小的毛发根。真皮以下是可以保暖的脂肪层。

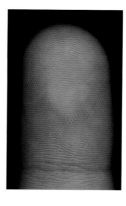

指纹是指尖表皮上浅浅的棱纹，这些棱纹有环形和线形。世界上没有指纹相同的两个人。

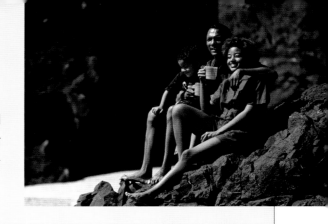

为什么有些人肤色黝黑，而有些人肤色白皙呢？

皮肤的颜色来源于黑色素，它是由一种特殊的黑色素细胞产生而遍布全身，同时这些细胞也保护皮肤免受紫外线的伤害。在较热地区，人们的皮肤更黑，因为他们的皮肤会产生更多黑色素以避免受到强烈日光的伤害。

头发和指（趾）甲

跟皮肤一样，头发和指（趾）甲也是由角质组成。每根头发都是从微小的毛囊中生长出来，头发根部的细胞是活的，但是皮肤以外的头发却是由死去的细胞形成的，所以我们在剪头发时不觉得痛。头发的颜色来源于黑色素。

指（趾）甲每10天长1毫米，新指（趾）甲在表皮后面生长，皮肤下面的新指（趾）甲将旧指甲推到外面。像头发一样，指（趾）甲也是由死细胞组成。

指甲
外皮
角质层
脂肪
甲根
骨头

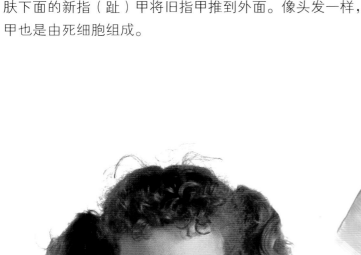

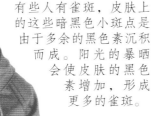

有些人有雀斑，皮肤上的这些暗黑色小斑点是由于多余的黑色素沉积而成。阳光的暴晒会使皮肤的黑色素增加，形成更多的雀斑。

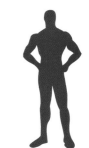

关于皮肤的小知识

人均每天损失80根头发。

人均一生所脱落的睫毛总长度超过30米（98英尺）。

一名普通成年男性的皮肤重约4.5~5千克（10~11磅），面积约为2平方米（22平方英尺）。

每平方英寸（6.45平方厘米）皮肤包含6米（20英尺）长的血管。

皮肤、指甲和头发

骨架

我们脖子内的骨头数量和长颈鹿的一样多！

我们身体的外形是由骨头组成的骨架构成，没有骨架，我们可就走形了。同时，骨骼也起到支撑和保护体内娇嫩器官的作用。比如，颅骨保护大脑，肋骨保护心肺，牙齿支撑起面部肌肉，有了它们我们才能微笑！单独每一块骨头都非常坚硬，但组合在一起形成骨架却又无比灵活，能让我们完成日常生活所需的动作。

人的面部由14块骨头构成，下颌骨（颚骨）是最大、最强壮的面部骨头，它固定住下排牙齿，帮助人们咀嚼。

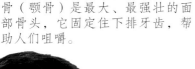

颅 骨

颅骨能保护大脑，也能支撑脸部和嘴部的肌肉。成年人的头骨非常坚硬，但是婴儿的颅骨却比较柔软。颅骨分为脑颅骨和面颅骨。脑颅骨包围着大脑，面颅骨由鼻骨和颌骨组成。

颅骨

眼眶

牙齿

肩关节

胸腔

肘关节

脊柱

腕关节

髋骨

髋关节

最长的骨头：股骨

股骨

膝关节

人体内大部分骨头都在手和脚上，每个手掌有27块骨头，两只脚共有52块骨头。

踝关节

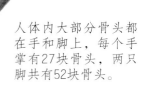

神奇的解剖学

什么是蛀牙洞?

如果食物在牙齿上长时间逗留，细菌就会以此为食，并对牙齿的牙釉质进行破坏，最后在牙齿上留下一个小洞，这便是蛀牙洞。定期刷牙和用牙线清理牙齿可以预防蛀牙洞的出现。

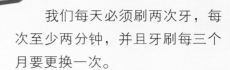

我们每天必须刷两次牙，每次至少两分钟，并且牙刷每三个月要更换一次。

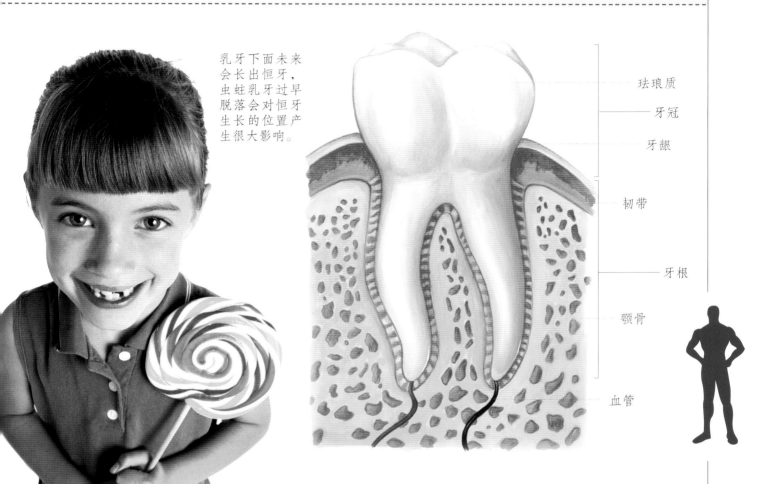

乳牙下面未来会长出恒牙，虫蛀乳牙过早脱落会对恒牙生长的位置产生很大影响。

珐琅质
牙冠
牙龈

韧带

牙根

颚骨

血管

牙 齿

牙齿由将牙齿固定在颌骨上的牙根和可见的牙冠构成。牙齿表面有一层牙釉质，牙釉质是人体中最坚硬的物质。2岁时，幼儿大概有20颗乳牙。6岁左右，乳牙开始脱落，由一套恒牙取而代之。

关于骨骼的小知识

颅骨由29块不同的骨头组成。婴儿刚出生时共有300块骨头，有些骨头随着年龄的增长融合在了一起。

颚肌在咀嚼的时候可以使后槽牙产生约200磅的咬力。

脚部骨骼大约占人体骨骼总数的四分之一。

骨架

11

骨头

人体大部分钙都在骨骼和牙齿上！

身体内的每一块骨头表面看起来都异常坚硬，但是内部其实非常轻盈柔软。骨头坚硬是因为它是由钙和磷构成，很多骨头是空心的，所以比较轻。中间柔软的内部组织是骨髓，它能产生红细胞和白细胞，并储存脂肪。一般人有206块骨头，但是也有少数人的大拇指或大脚趾有更多骨头。

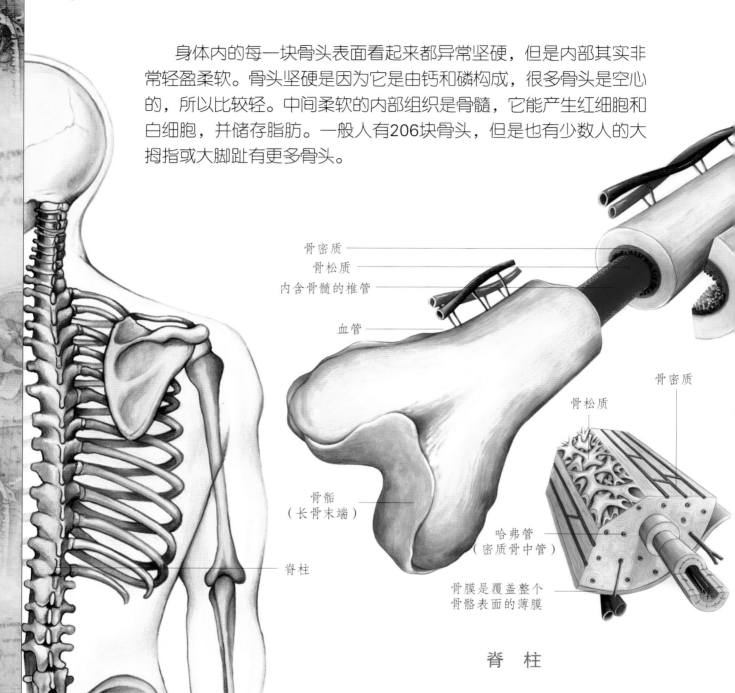

骨密质
骨松质
内含骨髓的椎管
血管
骨密质
骨松质
骨骺
（长骨末端）
哈弗管
（密质骨中管）
骨膜是覆盖整个骨骼表面的薄膜

脊柱

脊柱

脊梁骨也被叫作脊柱，它能保护脊髓。组成脊柱的每块骨头叫作椎骨，脊椎之间通过一块名叫椎间盘的软骨来缓冲压力。椎骨由滑动关节相连在一起，所以我们能够前屈、后弯和侧弯。

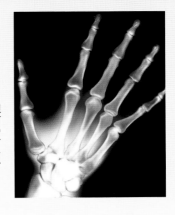

什么是骨折?

骨折是指骨头破碎或断裂。骨头必须修复后才可再次使用。医生会将断裂骨紧紧地固定在石膏上，使骨头末端不轻易移动，这种方法起到了有效的固定作用。几天之后，受伤区域的细胞会生成纤维网，然后生成软骨，再通过修复骨细胞，进而转变成骨头。

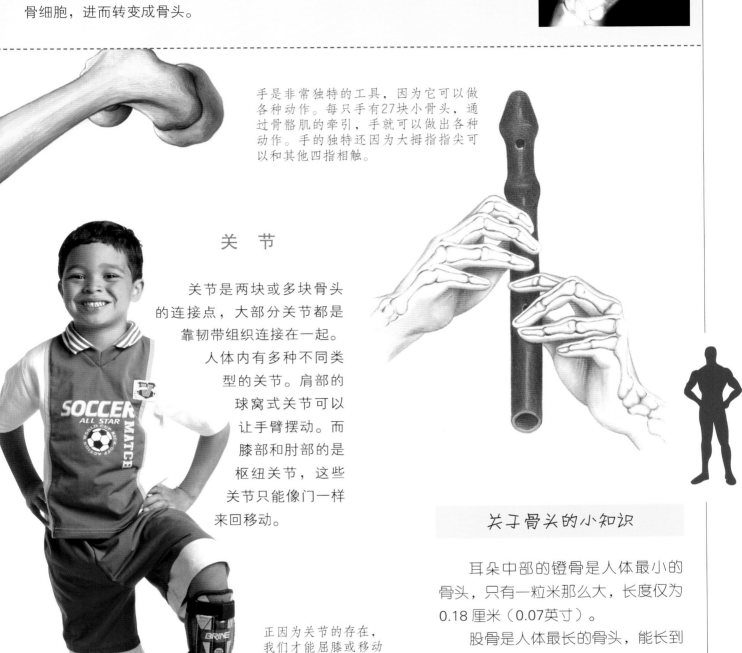

手是非常独特的工具，因为它可以做各种动作。每只手有27块小骨头，通过骨骼肌的牵引，手就可以做出各种动作。手的独特还因为大拇指指尖可以和其他四指相触。

关 节

关节是两块或多块骨头的连接点，大部分关节都是靠韧带组织连接在一起。人体内有多种不同类型的关节。肩部的球窝式关节可以让手臂摆动。而膝部和肘部的是枢纽关节，这些关节只能像门一样来回移动。

正因为关节的存在，我们才能屈膝或移动髋部。

关于骨头的小知识

耳朵中部的镫骨是人体最小的骨头，只有一粒米那么大，长度仅为0.18厘米（0.07英寸）。

股骨是人体最长的骨头，能长到50厘米（20英寸）长。

甲状软骨，被称作亚当的苹果。

婴儿刚出生时没有膝盖骨，直到2~6岁时才形成。

骨头

肌肉

肌肉让我们能眨眼睛！

正因为有了肌肉，我们才能单脚跳跃、并脚跳跃、眨眼甚至呼吸。人体中有600多块肌肉，主要分成三种类型：骨骼肌、平滑肌和心肌。

肌肉以反作用力的形式工作。比如说手臂上的肱二头肌和肱三头肌：当抬起手臂时，肱二头肌收缩变短，而肱三头肌延展拉长；同样，垂下手臂也会产生反作用力。肌肉中的细胞辅助其拉伸或收缩，这些细胞通过利用我们所吃食物获取化学能量来达到舒缩的效果。

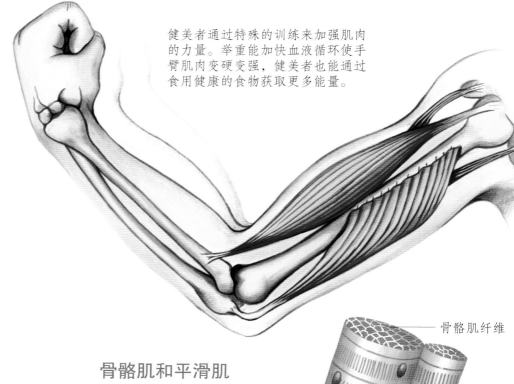

健美者通过特殊的训练来加强肌肉的力量。举重能加快血液循环使手臂肌肉变硬变强，健美者也能通过食用健康的食物获取更多能量。

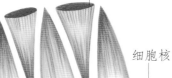

平滑肌纤维

细胞核

骨骼肌纤维

细胞核

骨骼肌和平滑肌

骨骼肌可随人的意志舒缩（随意肌），它们是外面有细胞膜的香肠状纤维，大多数骨骼肌形成肌腱连接在骨骼上，骨骼肌促成骨头和软骨的运动。

平滑肌受自主神经支配（不随意肌），分布于内脏器官上。如胃、肺、肾和皮肤，能协助身体的日常功能——消化、呼吸和排泄。

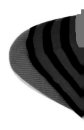

你能伤到肌肉吗？

当然！你的肌肉也会被"拉伤"，就像拉伤韧带或骨折一样，通过适当的照料和营养，肌肉可以自己修复。

大多数肌肉通过坚韧的肌腱连接到骨骼上，芭蕾演员用脚部肌肉跳出流动优美的舞姿。

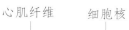 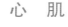

心肌纤维　　细胞核

心　肌

心肌是只存在于心脏的特殊组织，尽管心脏中也有平滑肌，但是其功能主要通过心肌得以实现。心肌不像其他肌肉，它永远不会累，并且持续不断地将血液送进和送出心脏。

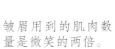

肌腱

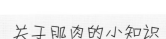

皱眉用到的肌肉数量是微笑的两倍。

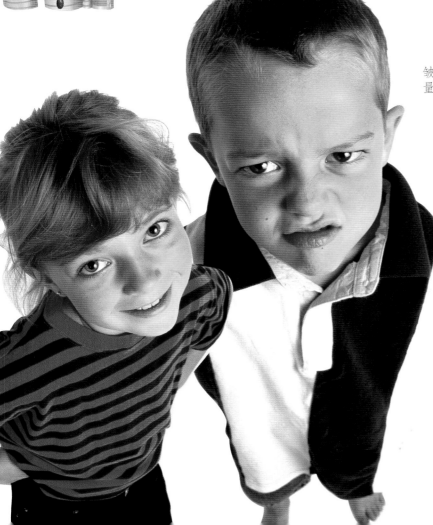

关于肌肉的小知识

我们有30多块面部肌肉，能让我们做出吃惊、快乐、悲伤和愤怒的表情。

眼部肌肉是身体内最繁忙的肌肉，科学家估算它们每天运动10万多次！

走路时会用到200多块不同的肌肉。

臀部的臀大肌是身体内最大的肌肉。

肌肉

神经系统

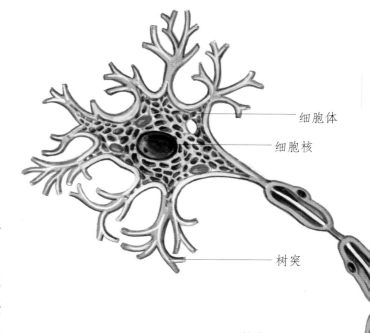

身体内有消息传递系统！

你是否曾想过我们为什么能看到、听到并对身边所发生的事情做出回应呢？那是因为巨大神经系统网的存在，它包括大脑、脊髓和神经。神经细胞或神经元接收并传输信息到大脑和身体的不同部位，使得人体能做出不同的行动。

玩杂耍的人能边抛边接球，因为他的大脑与四肢能完美地协调起来。他的大脑将指令传递给手和腿，与此同时他的手腿迅速完成动作。感觉神经和运动神经能同时协调这些信息。

细胞体

细胞核

树突

轴突

髓鞘

轴突末梢纤维

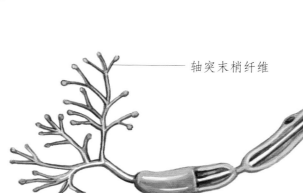

神经元

神经细胞由含有细胞核的细胞体组成。树突细胞的短分支接收来自其他神经元的信号，而管状轴突则将这些信号传递给其他细胞。神经元有三种类型：向大脑发送信息的神经元称为感觉神经元，将信息从大脑传递到肌肉的称为运动神经元，感觉神经元和运动神经元靠联合神经元连在一起。信息以电信号或神经脉冲的形式传递。

你为什么会感觉痛呢?

当游离神经末梢受损时,你会感觉痛。因为皮肤上的游离神经末梢产生"感觉"或"刺激",并将信息传递到脊髓或大脑。皮肤上对疼痛刺激的反应点叫"痛点"。这些痛点在体内分布不均匀,有些部位痛点可能比其他部位少。

脊 髓

脊髓是一束长约40厘米的神经,它与大脑相连,沿着脊柱向下延伸。信息通过脊髓传入和传出大脑。在某些情况下,脊髓也会直接传递信息,例如摸到热的东西,手会无意识地撤离;光线太亮时,我们会眨眼睛。这些是反射动作。大部分反射动作不传递到大脑,而是由脊髓直接将必要信息传递出去。这就是为什么有些动作反应这么快!

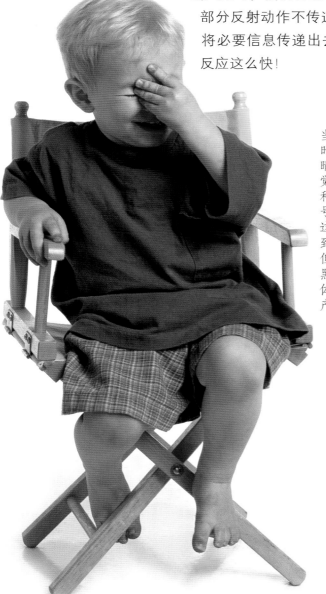

当我们观察物体时,光线进入眼睛,眼睛中的感觉细胞感知到这种光线,并将信号传递给大脑,这样我们就能看到周围的环境。但是,我们在黑暗中看不见物体,是因为没有产生光线反射。

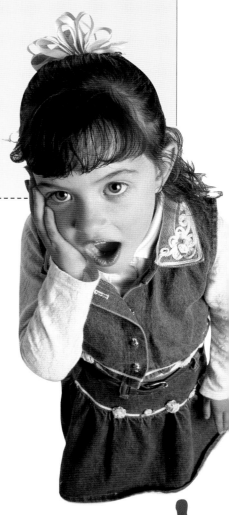

皮肤上大约有300万处痛点!

关于神经的小知识

从大脑传入和传出的神经脉冲以每小时274千米(170英里)的速度传播。

最敏感的神经群位于脊柱的末端。

人体最长的神经是坐骨神经,从脊柱的末端延伸到膝盖。

有些人没有痛觉——这种病叫作"脊髓空洞症"。

把人体内所有的神经连在一起长约72千米(45英里)!

神经系统

视觉和听觉

成年人的眼球有高尔夫球那么大，眼球大部分都隐藏在你的头里！

人体有五个感觉器官，分别是耳朵、鼻子、眼睛、皮肤和舌头。通过眼睛可以看见周围的世界，通过耳朵可以倾听声音。然而，真正的感觉过程由大脑掌控着。在将信息传递给大脑之前，眼睛和耳朵分别将光波和声波转换成神经脉冲。

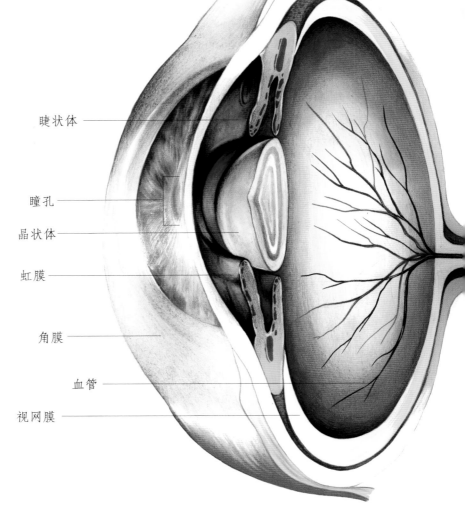

睫状体

瞳孔

晶状体

虹膜

角膜

血管

视网膜

眼　睛

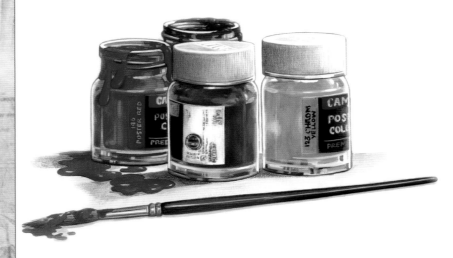

当光照到物体上，并反射进入眼睛时，我们才能看到这个物体。光线通过瞳孔进入眼睛，然后，晶状体将它们聚焦在视网膜上形成图像，对光敏感的细胞会向大脑发送神经信号。视网膜上形成的图像是颠倒的，但是大脑把它调整成正确的方向。感光细胞有两种——视杆细胞和视锥细胞，视杆细胞能看到灰色阴影和辅助夜间的视力，而视锥细胞可以识别颜色。

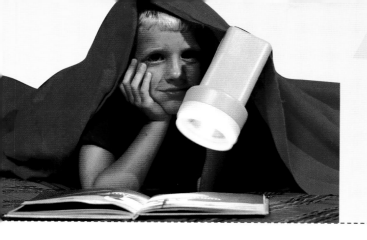

为什么黑暗中看不到东西？

当我们看向一个物体，光线反射进入眼睛，眼睛中的感觉细胞接收光线，并将信号传送给大脑，这样，我们才能看到周围的环境。但是在黑暗中看不见物体，是因为没有光线反射进入眼睛。

耳 朵

我们能看到的耳朵只是耳朵在外面的一部分，其余部分隐藏在里面。外耳有耳郭和外耳道。中耳由三块听小骨组成：锤骨、砧骨和镫骨，外耳道和中耳以鼓膜为界。内耳包含螺旋状的耳蜗、前庭和三个充满液体的半规管，能够保持身体的平衡。

耳郭可以引导声波进入耳道，声波在鼓膜反弹使鼓膜震动，三个听小骨放大声音振动并把它们传送到耳蜗。数以百万计的纤毛将振动转换成电信号发送给大脑。

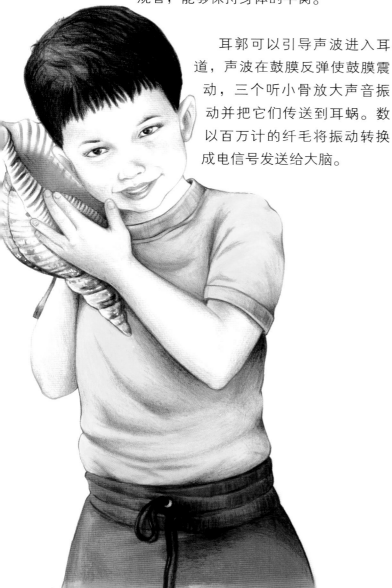

声音响度的单位是分贝（dB）。大于130分贝的声音会造成耳损伤。

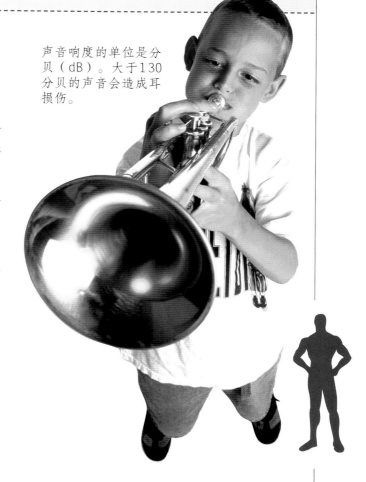

关于感觉的小知识

女性眨眼的频率几乎是男性的两倍。

鼻子和耳朵一直在生长。

耳朵中的腺体产生的耳垢可以保护耳膜免受尘土和灰尘的侵害，其难闻的气味可以阻止昆虫进入耳朵！

男性的眼睛比女性的眼睛大0.5毫米左右。

视觉和听觉

世界上没有两个相同的舌印！

我们已经了解了眼睛和耳朵，现在让我们来了解一下其他感觉器官——皮肤、鼻子和舌头。虽然嗅觉比味觉灵敏，但这两种感觉紧密相连。例如在重感冒期间，即使最美味的食物尝起来也很平淡，因为你闻不到食物的香味！

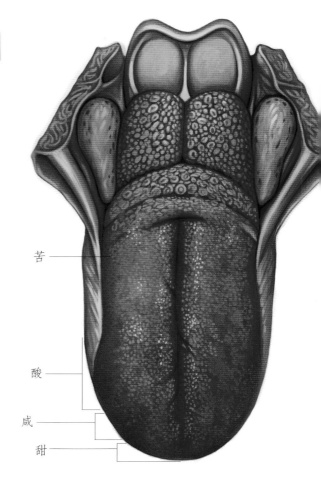

苦

酸

咸

甜

鼻子和舌头

鼻子后部有特殊的神经末梢，称为嗅觉感受器。当气味溶解在鼻内的黏液中，感受器上的毛发会吸收气味，进而刺激感受器通过嗅觉神经将信息传递给大脑。

舌头上覆盖着味蕾，每一个味蕾都有感受器，这些感受器含有能够识别食物味道的纤毛。每一个味蕾都能识别不同的味道，比如甜、酸、苦和咸。舌头在你说话时也起着至关重要的作用，它可以帮助我们发出正确的音。

什么是唾液？

唾液是口腔腺体分泌的一种水状液体。在吞咽食物之前，唾液就开始浸湿和消化食物。食物被唾液溶解后，味蕾才会对食物中的化学物质起作用。

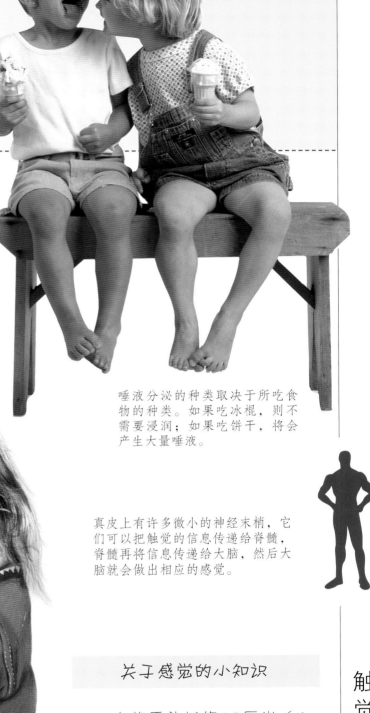

触 觉

触觉包括对疼痛、压力和温度的感受。因为皮肤中感受器的存在，我们才能分辨出热、冷、湿和干。这些感受器实际上是神经末梢，它们能对环境做出反应，然后将触觉转化为微小的电神经信号，发送到脊髓和大脑。不同感觉对应不同的感受器，比如疼痛、压力和温度。

唾液分泌的种类取决于所吃食物的种类。如果吃冰棍，则不需要浸润；如果吃饼干，将会产生大量唾液。

真皮上有许多微小的神经末梢，它们可以把触觉的信息传递给脊髓，脊髓再将信息传递给大脑，然后大脑就会做出相应的感觉。

关于感觉的小知识

人的舌头长约10厘米（4英寸）。

鱼的全身布满味蕾——因此它们甚至可以用鳍来品味！

背部是身体触觉最不敏感的部位之一！

打喷嚏时，身体所有的功能——甚至心脏，都会停止工作！

触觉、嗅觉和味觉

大脑

人类大脑比其他任何动物的都复杂！

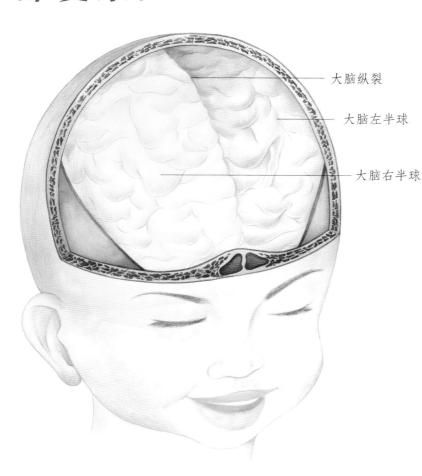

大脑纵裂

大脑左半球

大脑右半球

大脑是神经系统最重要的器官，它监测和控制身体的功能运作，比如呼吸、心跳和消化等，也是学习、思考、甚至情感的发源地。大脑由颅骨保护，其中脑可分为脑干、小脑、大脑和间脑。

大脑和小脑

大脑的前部负责语言、思考、情感和逻辑行为，比如数学，后部负责感受感觉，而左右脑则帮助倾听和储存记忆。大脑有两个半球，右脑负责艺术和创作活动，如音乐或绘画；小脑可以控制肌肉，并帮助保持身体的平衡。

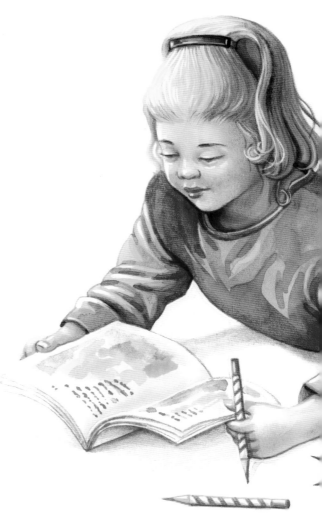

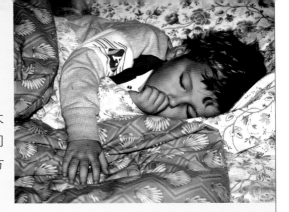

睡觉时，大脑还在工作吗？

当你睡觉时，肌肉和身体处于放松休息状态，但此时大脑依然在工作。科学家认为，睡觉时大脑会整理信息并解决问题。事实上，有些人认为梦是大脑理解白天发生事情的一种方式。据说，梦会体现出你的担心或焦虑。

脑干和间脑

脑干控制潜意识或无意识的行为，如消化、呼吸和心跳。间脑位于脑干上方，由丘脑和下丘脑组成。丘脑接收来自感觉器官的信息并将其发送到大脑的相应部位。下丘脑通过控制口渴、饥饿和体温来维持身体状况。

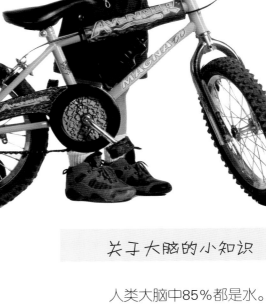

滑冰、骑自行车或电动车时要戴上头盔，以防止头部受到严重的损伤。

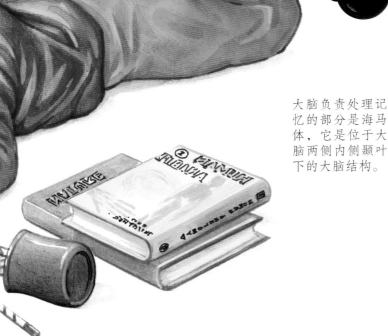

大脑负责处理记忆的部分是海马体，它是位于大脑两侧内侧颞叶下的大脑结构。

关于大脑的小知识

人类大脑中85%都是水。

新生儿的大脑第一年能长大三倍！

左脑控制身体的右侧，右脑控制身体的左侧。

一般人夜间睡觉时身体移动20到40次，但每小时只有30秒左右。

大脑

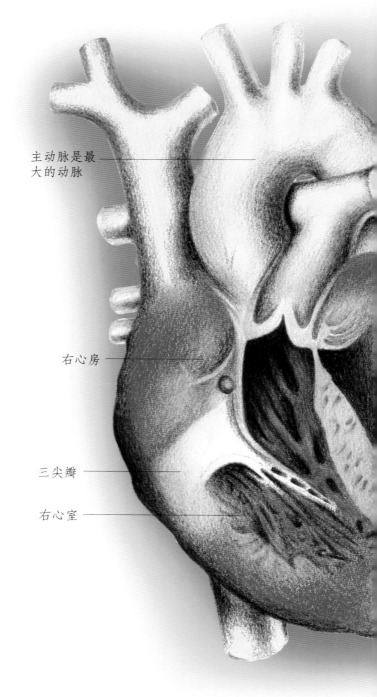

心脏

心脏是一块拳头大小的肌肉！

心脏对于身体来说，就像汽车的发动机。心脏将富含氧气的血液送至全身，同时将含氧量少的血液送回肺部。心脏由心肌组成，它从不会疲劳，也从来不会停止跳动和泵血。

心脏结构

心脏有四个腔，上面两个腔是心房，负责容纳来自血管的血液，在心房下面与之相连的两个腔是心室，它们都是心脏中的泵。

右心室将缺氧血液输送到肺部，左心室将富氧血液输送到全身。左心室的肌肉壁比右心室的厚，所以更容易感觉到心脏在左侧跳动。

主动脉是最大的动脉

右心房

三尖瓣

右心室

由一小组细胞组成的窦房结协调着心脏各部位心肌的收缩，在心脏的每一次跳动之前，窦房结会发出电信号，心电图机能记录这些脉冲，因此医生可以使用心电图机来观察心跳。

什么是心跳？

在心脏的腔与腔之间有单向阀，使血液保持正确的方向流动。当血液从一个腔室流向另一个腔室时，阀门会关闭，防止血液倒流。当阀门关闭时，会发出怦怦的声音——这就是我们平时说的心跳！

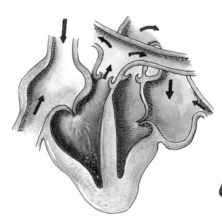

锻炼时，心率会增加，因为肌肉在锻炼过程中需要更多的氧气。

左心房

心脏的收缩和舒张

心脏跳动分两个阶段——收缩和舒张。收缩是心脏将血液送入动脉的状态，在这个过程中，心室壁收缩，导致心室血压增高，最后血液流入动脉。

舒张时心室的肌肉放松，压力的降低使心脏的单向阀打开，同时心房收缩迫使血液通过开口进入心室。

这就是心脏将血液泵入身体的其他部位的过程！

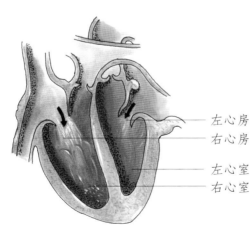

左心房
右心房

左心室
右心室

左心室

关于心脏的小知识

一天内心脏会把所有的血液在身体内输送大约1000次。

人类心脏产生的压力足以把血液喷出9米（30英尺）高！

普通人的一生中，心脏能泵出1.69亿升血液。

左肺小于右肺是为了给心脏腾出空间。

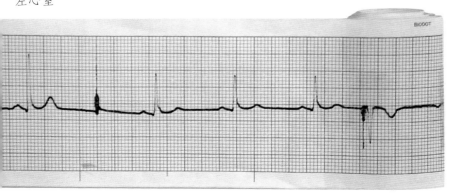

血液

血液是红色的，但是其中有些细胞是白色的！

体内细胞需要氧气和营养的稳定供给才能存活。同时，细胞产生的二氧化碳和其他废物需要排出，血液在这些过程中起着重要的作用。心脏通过管状血管网将血液运送至全身，血液吸收并输送氧气、营养和水送给全身细胞，同时将人体的废物带走并将其运送到负责排出废物的肾脏和肺。

血液成分

血液主要由一种叫作血浆的黄色液体组成，其余的是红细胞、白细胞和血小板。蛋白质、激素、盐和水溶解在血浆中。红细胞由血红蛋白组成，当血液通过肺部时，它能吸收氧气，并输送到身体的其他部位。血细胞在骨髓中产生，特别是在脊柱、肋骨、髋部、颅骨和胸骨。

白细胞能抵抗疾病和感染，不同类型的白细胞寿命不同。

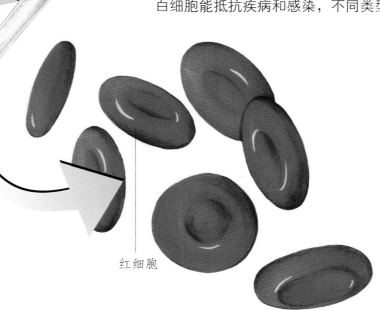

肾脏

骨髓

红细胞

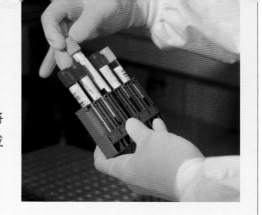

血液都有什么类型？

血型主要有四种：A型、B型、AB型和O型。"输血"是指将血细胞和一些特殊的含有蛋白质的血液物质由他人的血来替换或补充的过程，但是输血只能在相似的血型之间进行。

血液的流动

血液通过血管网流遍身体的各个部位。动脉通过粗大、强壮、管壁很厚的血管把富含氧气的血液从心脏运送到身体的其他部位。静脉通过相对较小较薄的血管将缺氧的血液运回心脏。血管中微小的毛细血管连接动脉和身体组织的静脉，大多数的毛细血管非常狭窄，甚至一次只能通过一个红细胞。

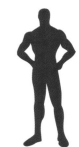

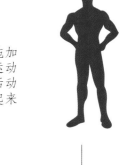

血压是动脉壁内所携带的血液施加的压力。睡觉时，血压较低；运动时，血压较高。在进行高强度活动时，快速流动的血液会让人看起来面红耳赤。

动脉

白细胞

血小板

红细胞

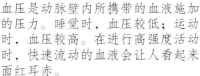

关于血液的小知识

骨髓造出的红细胞平均最多可以存活四个月。

血小板是血液中最小的细胞，寿命不超过十天。

人体每平方英寸皮肤（6.45平方厘米）包含有6米（20英尺）长的血管。

血液

即使只有一个完整的肺，我们依然能够存活！

鼻子　鼻腔　喉

身体需要氧气才能存活，我们从吸入的空气中获取氧气。在这个非常复杂的过程中，肺起着至关重要的作用。肺是巨大的海绵器，占据了胸腔的大部分空间。当血液通过肺部时，血红蛋白吸收氧气并输送到身体的各个部位。

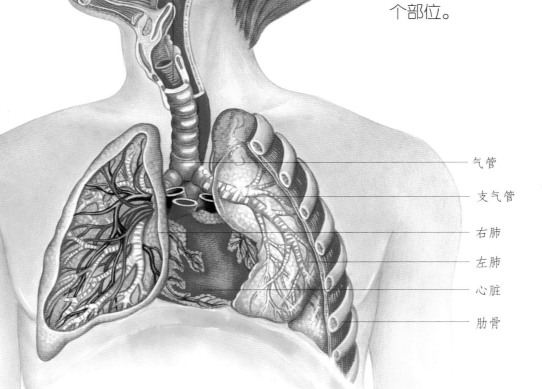

气管

支气管

右肺

左肺

心脏

肋骨

肺的内部

通过鼻子和嘴巴吸入的空气进入气管，气管向下可分为两个支气管，进一步向下又分为更小的支气管进入肺部。这些支气管末端微小的气泡或囊叫肺泡，肺泡把吸入空气中的氧气融入血液中，它们也交换身体产生的废物，如二氧化碳。

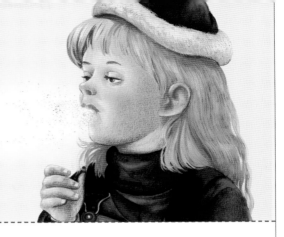

为什么冬天呼出的气会形成雾？

从肺部呼出的气体温暖潮湿，与冬天寒冷的空气相触后，就冷却下来形成细小的水滴，这些小水滴就是我们看到的雾。

空气污染主要是由汽车尾气等有害物质的排放而形成，它会造成健康问题，比如会让眼睛和鼻子产生刺激感、发痒、咽喉发炎和呼吸问题。被污染的空气中有一些化学物质能致癌，导致出生缺陷，甚至造成脑和神经损伤。空气污染也会危害环境和财产安全。

如何呼吸

人正常每分钟吸气约20次，吸气时，胸腔的肌肉将肋骨向外推出，降低横膈膜，增加胸部的空间，同时也降低了肺部气压，使空气进入肺部。肌肉放松时，肋骨和横膈膜回到原来的位置，减少胸腔空间，肺部排出多余的气体，这就是所谓的呼气。

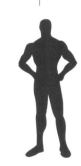

人类不能吸入水中的氧气，所以潜水员需要氧气瓶才能在水下呼吸。

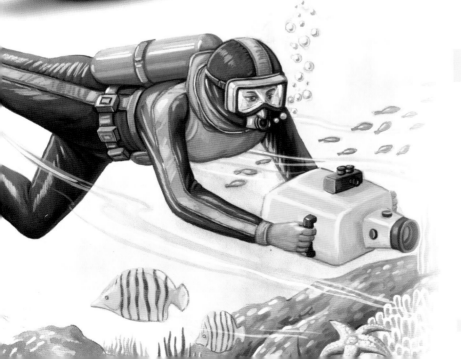

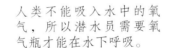

关于呼吸的小知识

正常情况下人每分钟呼吸六升（1.32加仑）空气。

如果将肺的内表面铺平，总面积将达到180平方米（1938平方英尺）。

肺部含有约8亿左右的肺泡！

普通人每24小时约呼吸23040次。

消化系统

普通人的消化道大概有双层公交车那么长！

食物先在体内被分解成小颗粒，然后身体才可以吸收其中的能量和营养。分解食物的这个过程叫消化，消化在消化道内进行。消化道包括嘴巴、食道、胃、肠道和肛门。当食物进入嘴巴那一刻起，消化便开始了。牙齿把食物磨成小块，唾液湿润食物使它容易下咽，唾液中的化学物质也有助于分解碳水化合物。食物通过食道进入胃，胃产生的酸性消化液与食物混合，形成的乳脂状混合物叫食糜，然后进入小肠。

小肠内部

大部分的消化过程，包括营养的吸收都在小肠进行。肝脏分泌胆汁进入小肠分解脂肪，胰液分解糖和淀粉，最终由小肠中的酶完成整个过程。小肠壁吸收营养物质，并运输到血液。

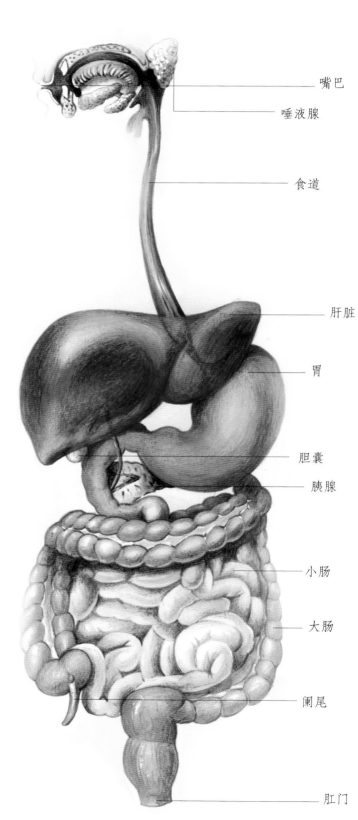

嘴巴

唾液腺

食道

肝脏

胃

胆囊

胰腺

小肠

大肠

阑尾

肛门

食物如何转化为能量？

食物从进入嘴巴的那一刻起便开始了消化过程，复杂的食物分子如碳水化合物经分解变成简单的分子，如葡萄糖，然后被血液吸收。血液带着这些食物的营养流经身体的各个部位，并为它们相应的功能提供能量。

大肠内部

大肠从结肠开始，在这里剩余的一些诸如水和盐之类的营养物质被身体吸收，剩下的废物储存在直肠直至排出体外。

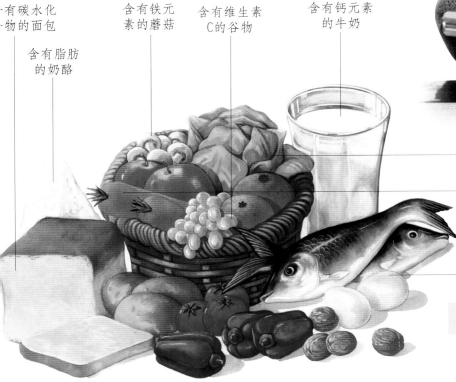

含有碳水化物的面包

含有脂肪的奶酪

含有铁元素的蘑菇

含有维生素C的谷物

含有钙元素的牛奶

含有矿物质的花椰菜

含有维生素A的胡萝卜

含有铁元素和锌元素的鱼

含有蛋白质的鸡蛋

健康饮食

健康的饮食要摄入大量的蔬菜和水果，对于鱼、肉和含有微量脂肪的食物要适当节制才能保持身体健康。蔬菜和水果中含有丰富的维生素、矿物质和纤维。牛奶是一种营养全面的饮品，能为身体提供所有必需的营养物质。肉、鱼和蛋中含有丰富的铁和锌。

关于饮食的小知识

胃每两周会产生一个新的黏液层，不然的话胃就会自己把自己消化掉了！

如果展开小肠，其长度可达6米（20英尺）。

人体的脂肪足够制造出7块肥皂！

消化道长约9米（30英尺）。

食物需要3小时才能进入小肠。

消化系统

31

泌尿系统

只有一个肾，人类仍可以生存。如果其中一个肾停止工作，另一个将担负所有工作！

人的身体会产生无用的废物，那么怎么处理这些废物呢？这些废物会通过肾脏，与体内多余的水分一起以尿液的形式排出，半固态废物则储存在直肠，直至排出体外。

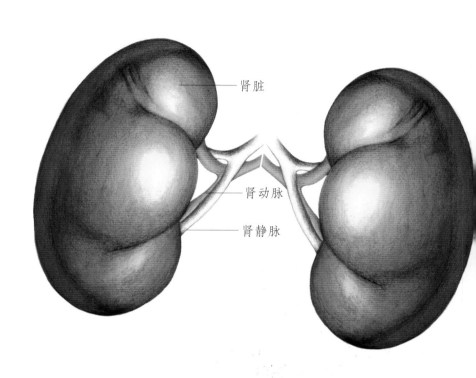

肾脏
肾动脉
肾静脉

肾　脏

汗是由水、微量氨、尿素、盐和糖组成。汗液通过皮肤上毛孔排出体外，当它从皮肤上蒸发时，身体会冷却下来，所以出汗有助于身体在炎热的夏天保持凉爽。

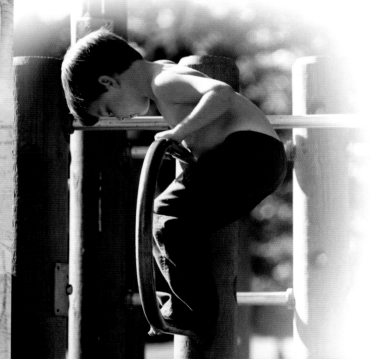

肾脏是成对的豆状器官，含有成千上万小管状的肾元，它们会从血液中过滤掉多余的水分、盐和其他废物，并重新吸收其中一部分物质，剩下的形成尿液，从输尿管进入膀胱。当膀胱装满尿液，会产生尿意。膀胱可以容纳大约568毫升的尿，它会关闭通往输尿管的通道，使尿液不能回流到肾脏，最后尿液通过尿道排出体外。

为什么婴儿会尿床？

当膀胱充满尿液时，膀胱里的神经向大脑发送信号，这时你就会想去洗手间。在洗手间，大脑向膀胱发送信号，排出尿液。到达洗手间之前，骨盆底肌肉能够保持尿液不被排出。然而，婴儿的大脑和膀胱之间的协调能力还没有发育成熟，所以婴儿会尿床。

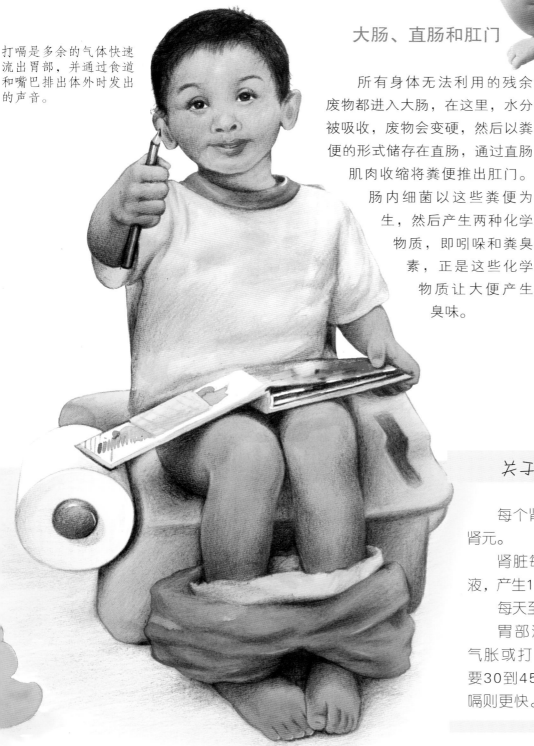

打嗝是多余的气体快速流出胃部，并通过食道和嘴巴排出体外时发出的声音。

大肠、直肠和肛门

所有身体无法利用的残余废物都进入大肠，在这里，水分被吸收，废物会变硬，然后以粪便的形式储存在直肠，通过直肠肌肉收缩将粪便推出肛门。

肠内细菌以这些粪便为生，然后产生两种化学物质，即吲哚和粪臭素，正是这些化学物质让大便产生臭味。

关于排泄的小知识

每个肾脏包含大约130万个肾元。

肾脏每天要过滤约180升血液，产生1.5升的尿液！

每天至少打嗝或放屁10次！

胃部流失气体会引起肠胃气胀或打嗝。胃气胀时气体需要30到45分钟内穿过身体，打嗝则更快。

泌尿系统

33

每个人都有约半个小时的时间是以单细胞的形式存在着！

所有生物，无论植物还是动物，都会繁衍下一代，人类也繁衍自己的孩子，这个过程就是繁殖。父亲的精子（雄性生殖细胞）和母亲的卵细胞（卵子）结合意味着一个新生命即将诞生。新形成的细胞会分裂成许多细胞，最终形成一个婴儿。

胚 胎

卵细胞受精后，受精卵分裂成桑椹胚或一团细胞，大约一周后就形成了一个空心球即囊胚。很快，囊胚发展形成胎盘、脐带和发育中的胎儿或者说是母亲子宫里的胚胎。通过连接胎儿胎盘的脐带，胎儿从母亲的血液中获得食物和氧气。胚胎漂浮在保护它免受碰撞伤害的"羊水"中。

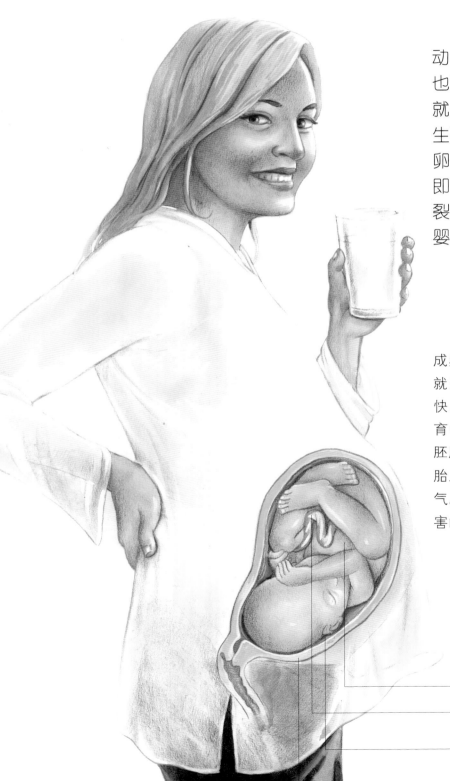

胎儿

脐带

羊水

子宫壁

神奇的解剖学

婴儿为什么哭?

哭泣是婴儿的沟通方式,正常健康的宝宝一天内每一到三个小时哭一次。当宝宝10到14天时,父母开始理解他哭的不同原因——饥饿、疼痛、疲惫或者可能是无聊!

大约10%的婴儿哭泣较为严重——每天超过3个小时!

胎 儿

八周的胚胎长约2.5厘米,此时,它叫胎儿。胚胎需要十二周才能长好所有的内部器官,在最后的六个月,宝宝开始长指甲和头发,开始会移动、踢和吸吮大拇指,甚至能分辨黑暗和光亮!约四十周或九个月以后,宝宝即将出生了。当宝宝出生时,母亲经历阵痛,子宫肌肉的收缩、宫颈扩张将婴儿推出体外。

婴儿的颅骨很脆弱,随着成长变得越来越坚硬。

关于婴儿的小知识

卵细胞或卵子是人体最大的细胞。

人体中最小的细胞是男性精子,约175000个精子细胞和一个卵细胞一样重。

婴儿的头长约身体的四分之一,成年时,长约身体的八分之一!

六个月大的婴儿通常可以自己坐起来,甚至能发出一些特定的声音,并且开始长出第一颗牙齿。

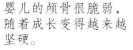

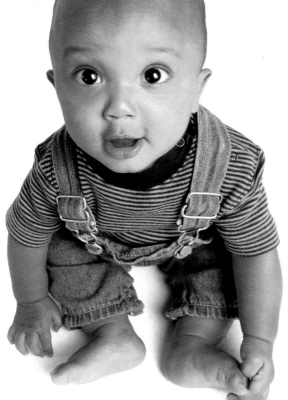

繁殖

生长发育

早上刚醒来时的身高
比白天高！

白天由于重力的作用，脊柱的椎间盘被压缩，使身高矮了一点点。

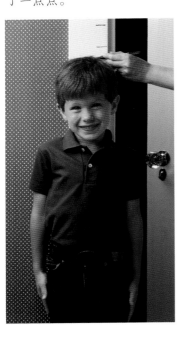

我们从婴儿开始了生命，并随着时间流逝慢慢长大。到6岁或7岁时，一套恒牙取代了乳牙，我们逐渐长得更高，身体变得更大。进入青春期后，身体因为荷尔蒙的变化而在外貌上发生改变。通常，女孩的青春期在8到13岁，男孩的青春期在9到15岁。

青春期

除了胎儿期，青春期是人一生中身体生长速度最快的时间段。青春期即将开始时，大脑会刺激促性腺激素释放激素。当促性腺激素释放激素到达脑垂体时（大脑下方的豌豆大小的腺体），它会释放两种激素——黄体生成素和卵泡刺激素，男孩和女孩的体内都有这些激素。

男孩的身体会产生睾丸素，会促使面部长胡须（八字胡和络腮胡）、声音变粗和个子长高。

女孩的身体会产生的黄体酮和雌激素，是乳房、臀部和阴毛发育的原因。

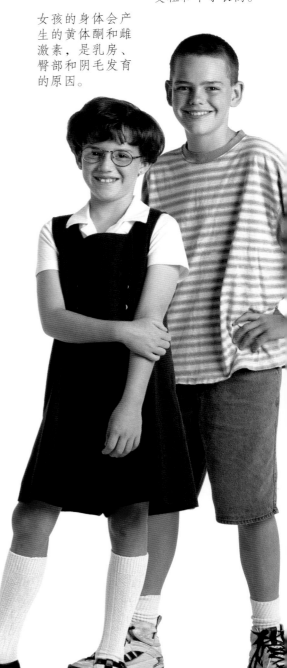

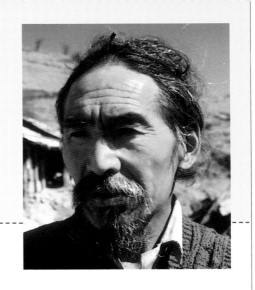

为什么老年人有皱纹？

年轻时，皮肤有弹性，能锁住水分。但老年人的真皮层开始失去胶原蛋白和弹性蛋白（可以保持弹性的物质），因此，皮肤变薄，不易锁住水分。随着脂肪层开始消失，皮肤不再丰满，日渐下垂，皱纹形成。

祖父母和老年人

我们很多人都有需要照顾的日渐衰老的祖父母，他们一天天越来越矮小和虚弱，这种变化背后潜藏着特定的原因。随着年龄的增加，他们的身体开始失去肌肉和脂肪，而这也正是自然老化过程的一部分。脊椎退化，一块倾倒向另一块，当它们紧密连接在一起时，人也就变得更矮小一些。

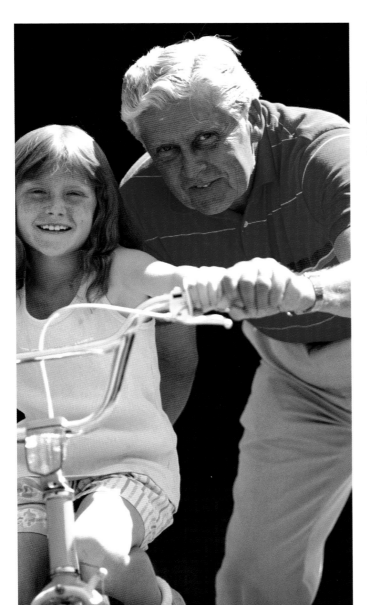

随着人们变老，头发中的毛囊色素细胞慢慢死亡，毛囊色素细胞的减少造成头发丝的黑色素减少，导致发色变淡——如灰色、银色或白色。

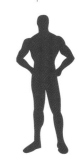

关于成长的小知识

胡须是人体中生长最快的毛发，如果男士一生都不修剪胡子，那么胡须能长达30英尺。

新生儿皮肤的面积约为2500平方厘米，婴儿长大成人后，皮肤能覆盖1.8平方米——相当于一个浴帘的大小。

生长发育

全年都可能患感冒，但是最常见于秋天和冬天！

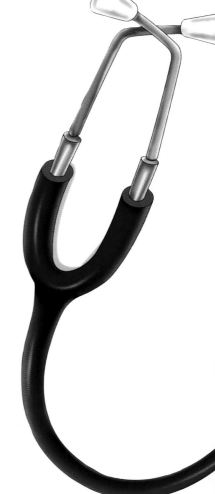

拥有健康的身体，才能拥有愉快的心情。但有时人可能会感觉不舒服，就需要看医生。医生是可以帮你查出身体问题所在，并帮你解决问题的人。

在诊所，医生可能会问你感觉如何，也可能做以下事情：

检查体温

正常体温的范围是36.1到37.5摄氏度（97到99.5华氏度）。如果体温高于这个范围，那就意味着你发烧了，你的身体正在对抗感染。医生会把温度计放在病人的嘴里或腋下去测量体温。大多数发烧是由于病毒或细菌感染——比如感冒、耳部感染、喉咙发炎等。

什么是接种疫苗或"注射"？

接种疫苗是一种刺激身体产生能够抵制各种疾病的抗体的过程。利用这种方法，将已经死亡或是仍然活着但生命力微弱的微生物注入体内。这些微生物一旦进入人体内，身体会立刻产生所需的抗体，防止感染。最常见的疫苗包括防治小儿麻痹症、天花、水痘、麻疹和肺结核的疫苗。

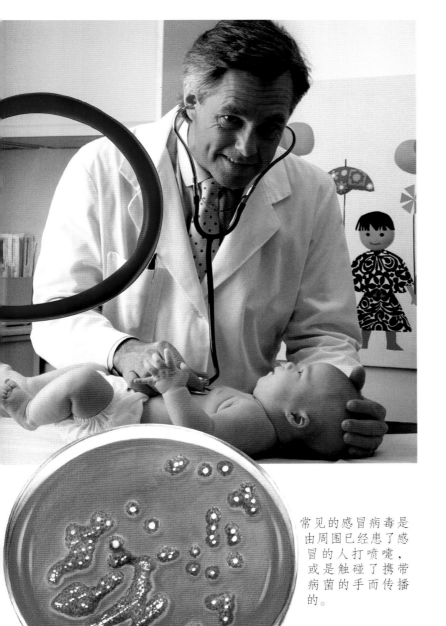

常见的感冒病毒是由周围已经患了感冒的人打喷嚏，或是触碰了携带病菌的手而传播的。

检查肺部

医生会通过听诊器来听诊肺部，可能让你做几次深呼吸来判断你的呼气和吸气是否正常。

除了听诊肺部，医生也用听诊器听心跳，目的是判断心跳是否正常。

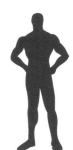

关于疾病的小知识

比利时医生安德雷亚斯·维萨里（1514~1564）画出了第一幅准确的人体图，他是用偷来的尸体进行研究的！

公元1683年，荷兰科学家安东·范·列文虎克首次在显微镜下观察细菌。

常见感冒由200多种已知病毒造成，导致每年学生们会累计请假2200万天！

疾病

我们需要至少8个小时的睡眠，才能保持健康！！

想要保持健康，就要好好照顾自己的身体。保持身体干净免受细菌侵袭，洗澡便是一项基本日常活动。

下面是保持身体清洁和预防感染需要做的事情。

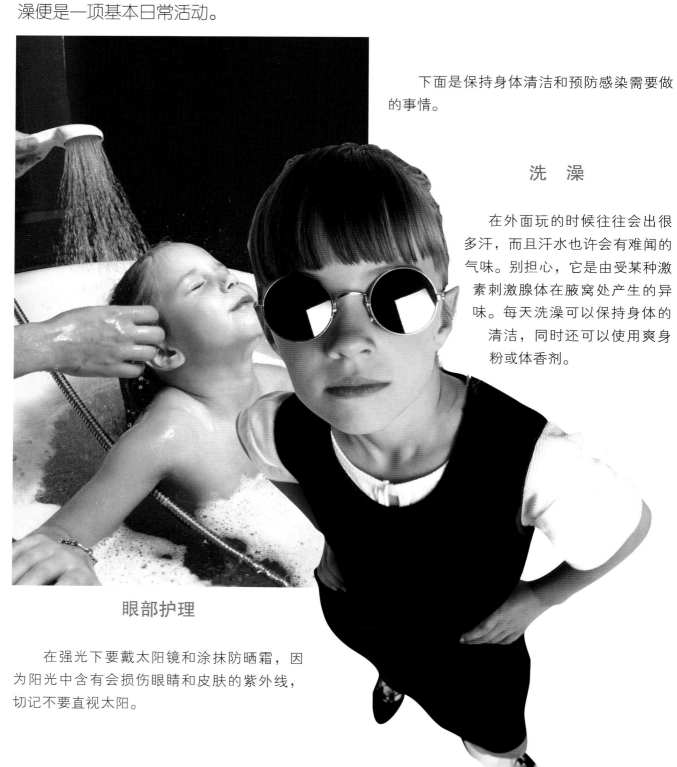

洗 澡

在外面玩的时候往往会出很多汗，而且汗水也许会有难闻的气味。别担心，它是由受某种激素刺激腺体在腋窝处产生的异味。每天洗澡可以保持身体的清洁，同时还可以使用爽身粉或体香剂。

眼部护理

在强光下要戴太阳镜和涂抹防晒霜，因为阳光中含有会损伤眼睛和皮肤的紫外线，切记不要直视太阳。

运动对保持身体健康有多重要？

经常锻炼对保持身体健康很重要，运动使心脏保持健康，心脏健康才能使身体的其他部位也保持健康。运动还能使身体变得灵活，放松肌肉，并且还能愉悦心情！运动时，体内会产生安多芬，这是一种能产生幸福感的化学物质。

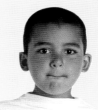

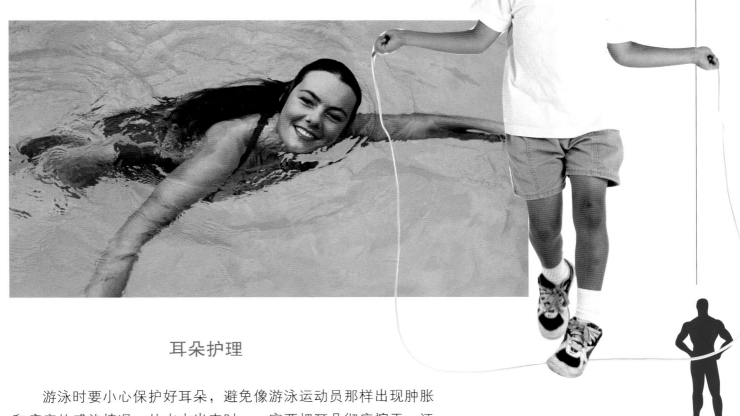

耳朵护理

游泳时要小心保护好耳朵，避免像游泳运动员那样出现肿胀和疼痛的感染情况。从水中出来时，一定要把耳朵彻底擦干，还要用清水冲洗干净整个身体。

皮肤护理

在青春期，皮肤中的皮脂腺会分泌过多的油脂。油脂和死皮、细菌一起阻塞皮肤毛孔，这些毛孔周围的皮肤会膨胀，看起来凹凸不平或发红。多吃富含纤维的食物，减少油腻食物和甜食的摄入可以改善这种情况，特别是要少吃汉堡包和比萨这类高热量食物。多喝水，经常用香皂和水清洁皮肤。

关于身体护理的小知识

虱子已经存在许多世纪，甚至在古埃及的木乃伊上都有它们的遗骸！

在1752年左右，眼镜设计师詹姆斯·艾斯库引进了两侧具有双铰链的眼镜。除了透明镜片外，也有用有色玻璃做的镜片。这些眼镜不是用来遮挡阳光的，而是用来矫正视力的！

身体护理

脉搏率是心脏在一分钟内跳动的次数！

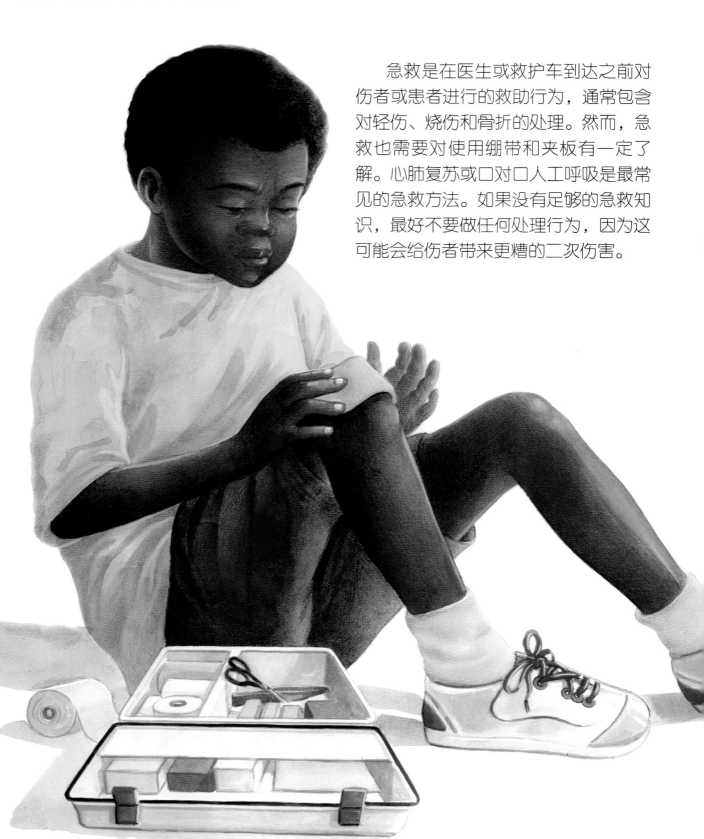

急救是在医生或救护车到达之前对伤者或患者进行的救助行为，通常包含对轻伤、烧伤和骨折的处理。然而，急救也需要对使用绷带和夹板有一定了解。心肺复苏或口对口人工呼吸是最常见的急救方法。如果没有足够的急救知识，最好不要做任何处理行为，因为这可能会给伤者带来更糟的二次伤害。

什么是急救箱?

急救箱应包括以下物品:伤口清理棉、剪刀、绷带、固定绷带的安全扣针、消毒药膏和清理伤口的消毒液。家里要常备急救箱。

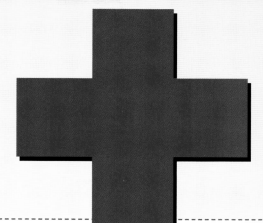

急救箱上通常会有红十字标志。

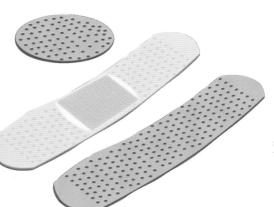

处理伤口

多数轻伤可以做急救处理。首先也是最重要的步骤是清除伤口上的异物,如玻璃碎片。然后,用消毒液如滴露清洁伤口,这样可以降低伤口感染的机会。接着可以用绷带包扎伤处。但是,如果伤口很严重,可以抬高受伤部位或用干净的布紧紧地包扎伤口,控制出血。

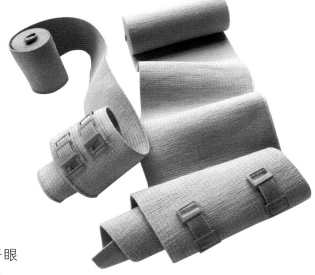

头部受伤和骨折

如果头部受伤,首先检查伤者是否能睁开眼睛或开口讲话。如果不能,接着检查呼吸情况。如果正在流血,试着用纸巾或干净的布轻压伤口止血。千万不要移动伤者!随意移动头部受伤的人非常危险,应该寻求专业人员的帮助。

如果伤者骨折,可以用夹板固定,以防止骨折部位移动,也可以用干净的木头或杂志作为夹板。

关于急救的小知识

"急救"第一次出现于1878年,圣约翰救护协会的会长将"应急处理"和"国家援助"结合起来而成。

第一辆马拉的救护车是在1883年由约翰·弗利博士发明。

急救

43

- **抗体**：人体内产生的Y形蛋白质可以抵抗有害生物如细菌和病毒。

- **砧骨**：位于中耳的锤骨和镫骨之间，因其形状而得名。

- **二头肌**：有两个头或两个起点的肌肉，位于手臂前侧和大腿后侧。

- **胆汁**：一种由肝脏分泌的黄褐色液体，味苦，有助于分解体内脂肪，也叫瘿，因为它储存在胆囊里。

- **软骨**：一种坚韧、有弹性的纤维状组织，多见于关节和外耳等。婴儿的骨骼主要由软骨组成，随着成长逐渐变硬。

- **颈部**：脖子，狭窄的子宫外端叫子宫颈，因为它的形状像颈部。

- **凝固**：凝固的过程，液体物质（如血液）转变为半固态物质。

- **耳蜗**：内耳里一个看起来像蜗牛壳的中空空间，其含有几个听觉所必需的神经末梢。

- **胶原蛋白**：一种纤维蛋白，存在于骨头、软骨和其他结缔组织中，通过煮沸可以转化成明胶。

- **被感染的**：通过接触被传染或变得不纯。

- **收缩**：因为聚在一起或收缩而在尺寸上有所缩小。

- **细胞质**：除细胞核以外的生存物质（原生质）。

- **缺乏的**：缺乏必要的东西（如维生素、蛋白质等）。

- **真皮**：表皮下面的敏感层，包括血管、神经末梢、汗腺和皮脂腺或皮脂腺。

- **横膈膜**：把胸腔与腹部分开的膜状肌肉。

- **消化**：把食物分解成简单的分子，使身体容易吸收营养的过程。

- **弹性蛋白**：一种与胶原非常相似的蛋白质，见于弹性纤维中。

- **表皮**：皮肤最外层的保护层。

- **真核细胞**：含有核被膜包围着的细胞。

- **受精**：精子与卵细胞（卵子）结合形成受精卵的过程。

- **腺体**：一组细胞或一个器官能够分泌作用于身体特定部位的激素，如汗腺产生汗液以控制体温。

- **锤骨**：中耳最外层的骨头，因其形状而得名。

- **遗传**：父母的特性或特征传递给下一代的过程。

- **荷尔蒙**：身体产生的一种化学物质，能引起生理活动，如生长和代谢。

- **吲哚**：当氨基酸色氨酸在肠道内被细菌分解时产生的白色结晶状物质。

- **器官**：人体中的一部分或结构，它具有某些对人类身体所必需的特殊功能，如心脏能够将血液送到身体的其他部分。

- **细胞器**：细胞内的一种结构（如线粒体或高尔基体），具有特定的功能。

- **胰腺**：与肠道相连的长腺体，位于胃的后面，浅色，在消化过程中分泌胰液。

- **胰液**：胰腺分泌的一种无色碱性液体，有助于分解蛋白质、碳水化合物和脂肪。

- **耳郭**：耳朵外面可视的部分，由软骨构成。

- **质膜**：包围着细胞质的薄膜，能控制物质进出细胞的通道。

- **血小板**：一种极微小的圆盘状细胞，无细胞核，存在于血浆中，有助于血液凝结，也叫凝血细胞。

- **青春期**：人进入可繁殖阶段。

- **反射**：一种无法控制的行为，如打喷嚏或眨眼。

- **苏醒**：恢复意识或生命。

- **镇静的**：冷静的、沉着的。

- **粪臭素**：白色晶体状物质，常用作香水制造的固定剂，气味极其难闻，存在于粪便中。

- **刺激物**：引起回应或反应的物质或原动力。

- **镫骨**：中耳的三块骨头中最里面的那块，因其状似马的马镫而得名。

- **组织**：人体的一部分，由相似结构和功能的细胞组成。

- **三头肌**：有三个头的肌肉，存在于上臂后侧，有助于伸展前臂。

- **犁骨**：把鼻孔分开的薄而扁平的骨头。

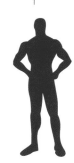

奇妙的人体知识点

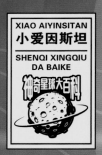
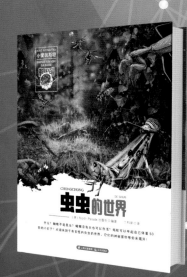
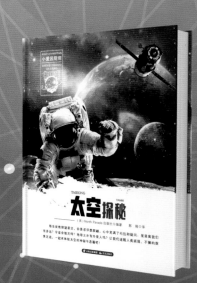
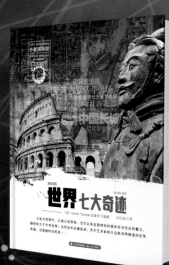
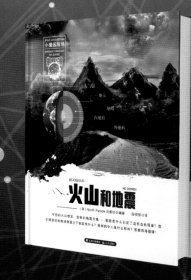
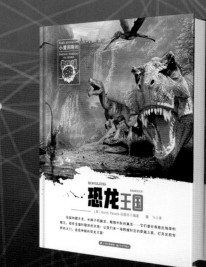

集知识性与趣味性于一体，兼具科学的严谨性和生活的多样性！唤醒孩子们对科学的兴趣，激发他们探求科学知识的热情！本书特别适合父母与 3 ~ 6 岁的孩子亲子阅读或 7 ~ 12 岁的孩子自主阅读。

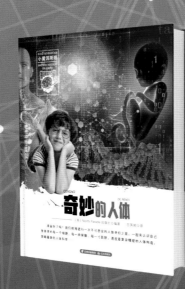

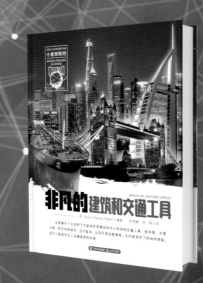

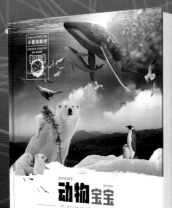

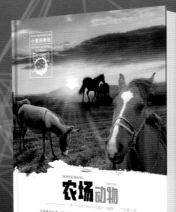

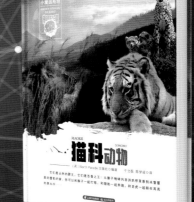

图书在版编目（CIP）数据

奇妙的人体/英国North Parade出版社编著；吕英莉译. —昆明：晨光出版社，2019.6
（小爱因斯坦神奇星球大百科）
ISBN 978-7-5414-9315-7

Ⅰ. ①奇… Ⅱ. ①英… ②吕… Ⅲ. ①人体—少年读
物 Ⅳ. ①R32-49

中国版本图书馆CIP数据核字(2017)第322407号

著作权合同登记号 图字：23-2017-107号

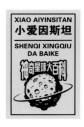

QIMIAO
奇妙的人体
DE RENTI

（英）North Parade 出版社◎编著
吕英莉◎译

出 版 人	吉 彤
策 划	吉 彤 程舟行
责任编辑	贾 凌 李 政
装帧设计	唐 剑
责任校对	杨小彤
责任印制	廖颖坤
出版发行	云南出版集团 晨光出版社
地 址	昆明市环城西路609号新闻出版大楼
发行电话	0871-64186745（发行部）
	0871-64178927（互联网营销部）
法律顾问	云南上首律师事务所 杜晓秋
排 版	云南安书文化传播有限公司
印 装	深圳市雅佳图印刷有限公司
开 本	210mm×285mm 16开
字 数	60千
印 张	3
版 次	2019年6月第1版
印 次	2019年6月第1次印刷
书 号	ISBN 978-7-5414-9315-7
定 价	39.80元

凡出现印装质量问题请与承印厂联系调换